PARKINSON

Coleção **SAÚDE DA MENTE**

COMO ENFRENTAR O

PARKINSON

2ª edição

astral cultural

Editora Natália Ortega
Editora de arte Tâmizi Ribeiro
Produção editorial Andressa Ciniciato, Brendha Rodrigues e Thais Taldivo
Revisão Alexandre Magalhães
Capa Agência MOV

Dados Internacionais de Catalogação na Publicação (CIP)
Angélica Ilacqua CRB-8/7057

C728

Como enfrentar o Parkinson / Astral Cultural. – 2. ed. – Bauru, SP : Astral Cultural, 2024.
128 p. (Coleção Saúde da Mente)

ISBN 978-65-5566-523-9

1. Autoajuda 2. Parkinson, Doença de I. Série

24-1594 CDD 616.833

Índices para catálogo sistemático:
1.Autoajuda

BAURU
Rua Joaquim Anacleto
Bueno, 1-42
Jardim Contorno
CEP: 17047-281
Telefone: (14) 3879-3877

SÃO PAULO
Rua Augusta, 101
Sala 1812, 18º andar
Consolação
CEP: 01305-000
Telefone: (11) 3048-2900

E-mail: contato@astralcultural.com.br

APRESENTAÇÃO

Ao descobrir a presença de uma doença degenerativa, a pessoa diagnosticada (além da família) precisará entender os impactos que isso causará em sua vida e quais adaptações em sua rotina deverão ser feitas. Para quem convive com o Parkinson, os cuidados serão permanentes, com acompanhamento médico, exames periódicos e mudanças nos hábitos. Além dessas necessidades, será preciso realizar um processo de adequação no ambiente do portador, já que ele passará por mudanças físicas que causarão algumas incapacidades. Entre as alterações necessárias destacam-se a instalação de barras de apoio e a acomodação de alguns objetos para facilitar sua localização dentro de casa. A assistência de familiares também é essencial, seja no cuidado diário ou na escolha de um profissional para acompanhar o paciente. Que este livro possa informar portadores e pessoas de seu convívio para auxiliar na garantia de qualidade de vida, com mais saúde e carinho.

SUMÁRIO

1

INTRODUÇÃO

Quando o cirurgião James Parkinson redigiu o ensaio *The Shaking Palsy* — ou, na tradução brasileira, *Introdução à "Paralisia agitante"* — em 1817, sequer imaginava que o tremor apresentado por seus pacientes se tornaria realidade na vida de cerca de 4 milhões de pessoas espalhadas por todo o mundo atualmente, o que representa 1% da população mundial a partir dos 65 anos, de acordo com dados da Organização Mundial da Saúde (OMS). No Brasil, estima-se que 200 a 300 mil cidadãos sejam vítimas da doença.

Porém, muito antes do estudo inglês, trechos de documentos indianos, que datam de 1000 a.C., e de fontes ancestrais chinesas por volta de 425 a.C., descreveram sintomas similares ao da patologia. A obra *Ru Men Shi Qin*, de Zhang Zihe, publicada em 1541 a.C., por exemplo, além de apresentar outras informações sobre a medicina tradicional chinesa, relatou um caso típico de Parkinson e prescreveu o uso de uma pílula “antitremor”.

Entretanto, o cirurgião britânico, residente em Londres, foi pioneiro na descrição neurológica da patologia. Para ele, tratava-se de uma forma diferente de paralisia, caracterizada por tremores e festinação — a aceleração involuntária da marcha ao caminhar para evitar a queda frontal —, mas sem identificação de deficiência nos sentidos. Em seu ensaio, mencionou os nove casos de pacientes, com idade média de 60 anos, mas apenas cinco pareciam, em análises atuais, realmente sofrer da doença e se encaixar nos critérios por ele estabelecidos. Em seu trabalho, também descreveu o início dos sintomas: fraqueza súbita, fadiga e alterações graduais na realização de atividades rotineiras.

Décadas depois, a "paralisia agitante" voltou a ser objeto de estudo. Em 1841, o fisiologista inglês Marshall Hall reintroduziu o termo, mas foi o cientista francês Jean-Martin Charcot, especialista em psiquiatria e neurologia, quem cunhou o termo "doença de Parkinson". Ele foi responsável por descrever a patologia com mais precisão e diferenciá-la da esclerose múltipla e de outras doenças caracterizadas por tremores.

Charcot e seus alunos relataram a fundo as alterações artríticas e a dor que acompanha a doença em muitos casos. Além disso, reconheceram que os pacientes acometidos nem sempre apresentam tremores e fraqueza.

O neurologista britânico William Richard Gowers também contribuiu para os estudos ao realizar um estudo demográfico sobre o Parkinson em seu trabalho *Manual of Diseases of the Nervous System*, descrevendo sua experiência com 80 pacientes durante a década de 1880. Foi ele quem identificou a leve predominância masculina da doença e estudou as deformidades articulares. Contudo, a análise mais completa, incluindo as lesões no tronco encefálico, foi publicada somente em 1953 por Joseph Godwin Greenfield e Frances Bosanquet. Posteriormente,

Melvin Yahr e Margaret Hoehn desenvolveram a escala de estágio da doença. Hoje, as pesquisas sobre os sintomas avançaram muito, bem como os estudos que investigam as possíveis causas para o Parkinson.

Deterioração celular

Antes de conhecer as razões para o surgimento do Parkinson, é preciso compreender como o cérebro, comandante absoluto do corpo humano, funciona. No sistema nervoso central, mais especificamente no tronco cerebral, existe uma estrutura denominada mesencéfalo. Nela encontra-se a substância negra, região responsável pela produção do neurotransmissor dopamina, importante na regulação do processo de recompensa e vício.

A substância negra possui uma parte chamada de porção compacta, na qual os neurônios são pigmentados com a neuromelanina e mantêm conexões com os núcleos da base, parte do cérebro que controla coordenação motora, emoções e cognição. Na porção reticular, outra parte da substância negra, há células menores e menos pigmentadas, mas que fazem conexão com o tálamo cerebral e têm continuidade anatômica com outro núcleo da base, o corpo estriado. Quando essa área sofre uma lesão, pode haver a diminuição de dopamina no estriado e, assim, o surgimento do Parkinson.

Nesta área, os neurotransmissores atuantes são o GABA e a acetilcolina (ACh). É importante lembrar de que a porção reticular interfere no tônus muscular.

Sabe-se que a origem da doença de Parkinson está diretamente relacionada às células da substância negra, que são destruídas de maneira progressiva e lenta. Dessa maneira, as consequências aparecem nas contrações musculares, que sofrem prejuízos com o tempo, já que a dopamina atua como uma mensageira entre as partes do cérebro e o sistema nervoso, auxiliando no controle e na coordenação dos movimentos corporais.

Com o dano, o nível de dopamina reduz e, com isso, os movimentos se tornam lentos e anormais. No entanto, o processo é muito demorado, pois os sintomas geralmente surgem apenas quando 70% a 80% das células nervosas da substância negra estão completamente comprometidas.

Segundo a Organização Mundial da Saúde (OMS), a maioria das pesquisas relacionadas ao Parkinson estão direcionadas para a compreensão da patogênese, ou seja, como os agentes que provocam a doença agridem o organismo e como este, por sua vez, reage provocando lesões, disfunções celulares ou a morte das células da substância negra. Já na indústria farmacêutica, os laboratórios estão focados na produção de drogas para proteção ou restauração celular.

Por isso, ao longo dos anos, pesquisadores vêm se debruçando para identificar as possíveis causas do deterioramento celular. Estudos sugerem que mutações genéticas e, até mesmo, a exposição direta a substâncias tóxicas encontradas no meio ambiente podem estar relacionadas ao aparecimento da doença.

Hipóteses genéticas

Existem cinco teorias principais de processos bioquímicos e alterações genéticas que tentam justificar a morte das células da substância negra e a consequente diminuição da produção de dopamina.

A primeira é a agregação de proteínas anormais nas células nervosas. A segunda se refere às disfunções nas mitocôndrias, organelas responsáveis pela produção de energia das células.

A terceira vertente justifica a morte das células por conta do estresse oxidativo. Quando ele ocorre, há o rompimento da membrana celular, liberando o conteúdo interno e formando substâncias tóxicas para o meio.

Entretanto, outras pesquisas demonstram que a própria produção de dopamina já leva ao estresse oxidativo, pois sintetiza espécies reativas de oxigênio que "atacam" neurônios dopaminérgicos.

Na quarta teoria, a morte dessas células é causada devido à neuroinflamação crônica. Em 1998, pesquisadores descobriram que a micróglia é ativada no sistema nervoso central em resposta a lesões ou toxicidade. Dessa maneira, gerava compostos oxidantes que contribuíam para o estresse oxidativo. Assim, as micróglias participam do processo de inflamação e reparação do sistema nervoso central, secretando substâncias protetoras do organismo e removendo os restos celulares derivados das lesões sofridas pelo SNC. Quando ativadas de forma excessiva, provocam respostas neuroinflamatórias que geram um ciclo de neurodegeneração das células.

A quinta teoria trata da excitotoxicidade, processo em que células nervosas são danificadas ou mortas devido à estimulação exacerbada de neurotransmissores específicos, como o glutamato, essencial para o aprendizado, a memória e a transmissão de estímulos entre neurônios.

Contudo, até o momento, o que se sabe é que mais de vinte variações genéticas foram associadas ao risco de desenvolvimento do Parkinson, mas ainda há muito que ser estudado, pois os cientistas ainda não identificaram os fatores que justificam o aparecimento de alelos (segmentos de DNA) de risco para essas mutações.

Fatores ambientais

A morte das células da substância negra e a consequente diminuição da produção de dopamina ocorrem por diferentes processos bioquímicos, mas o Parkinson é interpretado como uma patologia de causas multifatoriais. É possível que o próprio envelhecimento, o uso de determinados medicamentos e fatores ambientais também sejam responsáveis pelo aparecimento da doença de Parkinson. É o caso de pessoas expostas a pesticidas.

Uma pesquisa do Instituto de Anatomia da Universidade de Dresden, publicada na revista *Scientific Reports*, em 2012, mostrou que a exposição crônica a pesticidas pode dar início à disseminação do Parkinson no intestino de ratos. Além disso, outros estudos consistentes relacionaram a vida rural, o trabalho agrícola e o consumo de água de poços com o desenvolvimento da doença, devido à exposição aos pesticidas. No entanto, a contaminação por metais e herbicidas foi descartada como possível causa do Parkinson.

Outros estudos mostram que a cafeína e o ácido úrico também possuem efeito neuroprotetor. O último foi observado em pacientes que sofrem com crises de gota frequentes e têm altos níveis de ácido úrico, substância que atua como antioxidante. Porém, elevados níveis de ácido úrico no sangue, de acordo com estudos do Instituto do Coração de São Paulo, podem aumentar o risco de acidentes cardiovasculares, bem como gerar cristais de urato de sódio que se localizam em articulações, nos rins e sob a pele, provocando surtos dolorosos em joelhos, calcanhares, dedos dos pés e tornozelos. Ou seja, conservar altas taxas de ácido úrico não serve como método preventivo do Parkinson.

Ingestão de medicamentos

Um estudo veiculado no *Journal Clinical Neurology*, em 2012, demonstrou a relação entre o consumo de remédios e o surgimento da síndrome parkinsoniana (termo utilizado para descrever sintomas comuns à doença de Parkinson). Além dos antipsicóticos comuns, a doença pode aparecer pelo uso contínuo de remédios gastrointestinais, bloqueadores dos canais de cálcio, antipsicóticos atípicos e drogas antiepilépticas. Isso porque esses medicamentos provocam alterações nos gânglios da base, que estão ligados por circuito ao córtex e ao tálamo motor. Quando há disfunção, aparecem sintomas clássicos da doença de Parkinson, como tremores e rigidez muscular.

De acordo com a Parkinson's Disease Society, instituição de caridade e pesquisa do Reino Unido, cerca de 7% dos pacientes que possuem a síndrome desenvolveram seus sintomas por causa de determinados medicamentos, principalmente aqueles que bloqueiam a ação da dopamina. Substâncias utilizadas para o tratamento de esquizofrenia e outros distúrbios psicóticos são as mais mencionadas em pesquisas sobre o tema. Alguns remédios para o tratamento de pressão alta, tontura, náusea e indigestão também estão no grupo de medicamentos que podem provocar sintomas similares aos do Parkinson. No entanto, é preciso consultar um profissional especializado sobre os efeitos colaterais de cada droga e se devem ser mantidas ou não.

A síndrome induzida por medicamentos, em geral, permanece estática ao longo do tempo, sem degeneração. Assim, quando o consumo acaba, é comum que pacientes parem de apresentar os sintomas dentro de alguns meses ou dias, mas, em alguns casos, esses sintomas podem se estender por dois anos.

No caso de drogas ilegais, como cocaína e ecstasy, não há forte indícios de que podem provocar a síndrome. A confusão ocorre porque, na década de 1970, um grupo de usuários na Califórnia, nos Estados Unidos, consumiu drogas sintéticas baratas e apresentou reações semelhantes à doença de Parkinson. Um dos homens, de apenas 23 anos, desenvolveu sintomas como tremor, rigidez e problemas de locomoção. E, quando tratado com medicamentos para o Parkinson, respondeu positivamente. Entretanto, ele acabou falecendo por overdose de outras drogas. Na autópsia, médicos identificaram danos severos nas células dopaminérgicas dos gânglios basais.

O material foi analisado, e descobriram que, na verdade, a droga utilizada estava contaminada com a neurotoxina MPTP, cujas divisões eram capazes de provocar sérios danos às células com dopamina.

Vitamina D

Outra possível causa provocou pânico em alguns leitores da revista inglesa *BBC*. O artigo de 2010 trazia a informação de que baixos níveis de vitamina D estariam ligados a um risco maior de desenvolver o Parkinson. A reportagem se baseou em um estudo que contou com a participação de 3 mil finlandeses entre 50 e 79 anos durante aproximadamente três décadas. Os cientistas se basearam nos níveis de vitamina D no sangue das pessoas e o risco futuro de desenvolvimento da doença.

O estudo mostrou um risco aumentado de Parkinson para aqueles que apresentavam menores níveis dessa vitamina. No entanto, para a relação causa-consequência ser comprovada, é preciso que o estudo seja expandido para outras localidades, já que a Finlândia é um país que não possui sol intenso e, assim, é comum que seus moradores apresentem baixos níveis de vitamina D pela falta de contato com a luz solar.

Ainda assim, ao comparar pacientes com maiores e menores níveis da vitamina, os cientistas descobriram que a possibilidade de Parkinson era 67% maior naqueles com baixos índices. Assim, sugeriram que a vitamina pode ter ação antioxidante ou capacidade de regular a atividade neural, o que ainda precisa ser comprovado. Portanto, outros estudos são necessários para descobrir qual a função exata da substância no cérebro, pois uma de suas enzimas derivadas é encontrada em alta concentração na substância negra. Além disso, é importante ressaltar que, apesar de raro, quantidades excessivas de vitamina D em pessoas com índices normais pode provocar intoxicação. Ou seja, ninguém deve consumir essa vitamina antes de se consultar com um médico e realizar exames laboratoriais.

Classificação

O Parkinson pode ser caracterizado como uma doença neurodegenerativa que afeta os movimentos, mais especificamente o sistema motor extrapiramidal. Esse sistema atua, especialmente, nos movimentos inconscientes do corpo, como o caminhar, o equilíbrio, a escrita, entre outros. Com a evolução do processo degenerativo, esses movimentos tendem a ficar progressivamente mais travados e lentos, trazendo grande incapacidade para o indivíduo.

O problema, que pode se iniciar aos 55 anos de idade, dependendo do caso, raramente é diagnosticado logo no início. Isso porque o próprio portador muitas vezes acaba não percebendo os sinais iniciais da doença, que são observados, em grande parte, pelas pessoas mais próximas do círculo familiar e social. O Parkinson também não escolhe o gênero: costuma atingir tanto mulheres quanto homens, e, para que o quadro se mantenha controlado e não evolua para outras áreas do corpo, o tratamento deve ser realizado com todo o cuidado e dedicação do paciente, em conjunto com uma equipe multidisciplinar.

Pesquisas e observações clínicas recentes, como uma publicada na revista *Journal of Neurology, Neurosurgery and Psichiatry*, chegaram à conclusão de que os homens são mais propensos ao desenvolvimento da doença, apesar de ninguém saber até o momento quais fatores levam a essa predominância.

Assim sendo, doença de Parkinson é caracterizada basicamente por tremor de repouso, tremor nas extremidades, do corpo instabilidade postural, rigidez de articulações e lentidão nos movimentos.

Já o parkinsonismo é definido como uma categoria de doenças neurodegenerativas. Pode ser classificado em primário, que é a própria doença de Parkinson, e secundário, que pode ser causado por drogas neurolépticas, remédios para enjoo, hipertensão e outras substâncias que interferem na regulação de dopamina.

No caso do parkisonismo-plus (ou atípico), ele é expresso por perda de movimentos involuntários e rigidez, sem os tremores. Os pacientes costumam responder mal a drogas de efeito antiparkinsoniano. A categoria conhecida como atípico se relaciona a uma gama de moléstias neurológicas degenerativas, que se instalam na meia-idade ou, em casos raros, antes dos 45 anos.

Por abranger uma vasta gama de distúrbios, o diagnóstico médico se torna importantíssimo. É por meio dele que um especialista estabelecerá quais remédios devem ser consumidos para atenuar os sintomas e quais outras medidas alternativas, como fisioterapia, podem ser inseridas no dia a dia do paciente.

Em busca do bem-estar

É bom lembrar que o Parkinson não provoca a morte, mas pode tornar os portadores mais vulneráveis a outros problemas de saúde. Não existe uma cura conhecida, apenas tratamentos para controlar os sintomas e melhorar a qualidade de vida. Por isso, a maior parte das pesquisas tenta prevenir o desenvolvimento da patologia ou retardar seu avanço, já que os pacientes que chegam aos consultórios médicos, em geral, estão com 70% do cérebro comprometido pela doença, fase em que começam a aparecer os primeiros sinais da degeneração na substância negra.

Para o tratamento, o médico irá adotar uma estratégia junto ao paciente, avaliando em que fase da vida a pessoa com Parkinson se encontra, quais são os objetivos que ela busca com o tratamento e como a doença a afeta diariamente. Dessa forma, ele poderá usar todo o arsenal de remédios disponíveis da forma mais inteligente e eficaz, ou seja, elaborar um tratamento moldado para cada paciente em específico, levando em consideração suas necessidades.

Um fato importante é que, quanto mais hábitos saudáveis o paciente tiver, como uma dieta equilibrada e a prática de exercícios, mais fácil será para ele conviver com o Parkinson. Além disso, o papel dos familiares e amigos ajuda a minimizar e pode até mesmo retardar o desenvolvimento de outras doenças neurológicas. E é preciso ter a consciência de que, com a evolução da doença de Parkinson, as habilidades perdidas jamais serão recuperadas. Ou seja, é necessário aprender a lidar com as mudanças que a patologia provoca.

Manter a autonomia e a independência pode ser difícil para muitos, mas o planejamento se torna uma etapa essencial. Para as atividades cotidianas, muitos portadores criam estratégias para realizar as tarefas e se adaptam às circunstâncias.

2

COMO CONSEGUIR DIAGNÓSTICO

Não é necessário esperar que o quadro esteja avançado para descobrir a doença. Embora o principal sintoma do Parkinson seja o tremor, inicialmente nas mãos, outras reações também podem denunciar a sua presença, como constipação intestinal, rigidez nos músculos (inclusive os inferiores), disfunções psicológicas (como estresse, ansiedade e tensões) e leves lapsos de memória.

São esses indícios que levam ao diagnóstico imediato da doença. No entanto, em algumas pessoas, os sinais podem não ser tão evidentes, como é o caso da fraqueza, do cansaço e da depressão. Por isso, neurologistas, principalmente os com especialização em distúrbios do movimento, contam com o auxílio de exames extras para avaliar com clareza o que está acontecendo com o paciente.

Embora os sintomas iniciais sejam importantes para identificar a doença, nada mais completo do que uma análise clínica para obter o diagnóstico preciso do Parkinson. Para isso, uma avaliação neurológica — chamada anamnese — é fundamental. Nela, questões sobre todo o histórico de vida do paciente serão abordadas, de modo a colher dados sobre hábitos, histórico familiar e, é claro, diversos sintomas que podem acompanhar a doença. Conforme as respostas forem se aproximando de um possível diagnóstico positivo, demais exames serão realizados como forma de descartar demais patologias que possam ocasionar sintomas similares.

O acompanhamento clínico frequente também deverá integrar a vida do paciente. Isso porque, com base na realização de exames rotineiros, torna-se possível avaliar se o quadro continua avançando ou não, fator primordial para a identificação do estágio da doença. Para que isso seja viável, ressonâncias magnéticas e demais exames não imagéticos, como os funcionais, são de extrema importância.

Identificação

Para que o diagnóstico possa ser fechado com segurança, exames laboratoriais precisam ser realizados. Apesar de o diagnóstico ser eminentementeclínico em pessoas de idade avançada, podem ser feitos alguns exames complementares, tais como a ressonância magnética do cérebro, cintilografia do cérebro e eletromiografia, mas eles servem tão somente para afastar outras causas responsáveis pelas contrações musculares e os tremores.

Devido à bateria de exames frequentes, é preciso que o paciente seja compreensivo e empenhe-se na realização de todos os testes, sem pular etapas ou tentar manipular os resultados. Seguir as recomendações médicas é importante para que o controle da patologia seja possível e danos posteriores mais graves possam ser evitados.

Não é fácil identificar ao certo em qual momento os sintomas do Parkinson começam a aparecer. Isso porque, inicialmente, eles são sutis e não atrapalham a rotina de maneira brusca. Geralmente, os tremores aparecem quando o portador segura um objeto ou fica parado, mas cessam assim que ele se movimenta. Por conta disso, muitas vezes, a pessoa não se dá conta de que há algo errado com o organismo e continua vivendo seus dias normalmente. Em termos leigos, é possível descrever os sintomas do Parkinson em dois aspectos: a lentidão dos movimentos (em especial o caminhar e os movimentos repetitivos) e o tremor.

O caminhar do portador de Parkinson é muito característico: o indivíduo caminha com os pés arrastando no chão e dá passos curtos (o calcanhar do pé da frente nunca ultrapassa a ponta do outro pé). Ele ainda tende a demorar para iniciar o caminhar e muitas vezes tem dificuldades para parar de pronto. Outra faceta é a perda do balançar dos braços; quando o indivíduo caminha, isso pode aparecer, no início do quadro, apenas de um dos lados.

Ademais, a diminuição do tamanho da letra da pessoa é um sinal comum, e a dificuldade para desempenhar tarefas domésticas, como lavar a louça, varrer a casa e tirar pó dos móveis, também. Percebe-se maior lentidão e menor precisão conforme esses movimentos são executados, o que requer atenção especial.

Com o avanço da doença, o tronco do paciente também se modifica. O corpo, que antes era estável e ereto, passa a apresentar um desequilíbrio constante. É por isso que as quedas são um dos grandes riscos para os pacientes com

Parkinson, porque, frequentemente, resultam em fraturas e lesões graves, uma vez que esses pacientes caem sem conseguirem se proteger.

Auxílio no diagnóstico

Somente por meio de uma visita a um profissional qualificado é possível saber se o Parkinson está ou não se manifestando no organismo. Dessa maneira, a doença poderá ser investigada e, caso os exames revelem o resultado positivo, a gravidade do quadro será avaliada.

Para determinar a doença, é necessário que o paciente apresente pelo menos três destes sintomas: tremor de repouso, rigidez, diminuição dos reflexos posturais e bradicinesia (lentidão dos movimentos ou perda dos movimentos automáticos). Contudo, outros sinais auxiliam na identificação, como dificuldade em mudar de posição na cama, postura comprometida, redução do ato de piscar, amimia (perda da capacidade de fazer gestos ou sinais para representar ideias e sentimentos) e distúrbios sexuais ou do sono. Este último é relatado entre 15% a 47% dos casos de doença de Parkinson, mas não é uma regra entre os pacientes.

Outras alterações comportamentais não motoras também são comuns, como mudanças na personalidade (falta de confiança, medo em excesso e ansiedade), desorientação espacial, dificuldade para pensar e depressão.

Acidentes vasculares cerebrais (AVCs) em locais específicos, determinados medicamentos, drogas ilícitas e substâncias químicas podem provocar um quadro muito parecido com a doença de Parkinson, mas os sintomas tendem a evoluir e se comportar de forma diferente.

Ao mesmo tempo, os tremores podem estar ligados a outras disfunções corporais, como o tremor essencial clássico, doença pouco grave de causa genética. Até mesmo questões posturais, quando as terminações nervosas se contraem descontroladamente por conta de posições indevidas, podem provocar tremores. O importante, de fato, é não esperar o quadro avançar.

Motivos diferentes

É comum que uma parcela da população desenvolva algum tipo de tremor em determinados momentos da vida. E as causas são inúmeras: distúrbios da glândula tireoide, ansiedade, tremor essencial (oscilação eventual das extremidades do corpo), abstinência alcoólica, disfunção hepática, entre outras. Assim, o diagnóstico correto depende da avaliação do perfil do paciente, considerando gênero, idade, outras patologias e hábitos de vida (por exemplo, sedentarismo e consumo de bebidas alcoólicas). Nesses casos, é preciso analisar a origem do tremor, sua intensidade durante o dia, se evolui em momentos de estresse ou desaparece durante o sono.

Para uma melhor avaliação, os neurologistas classificam o movimento em quatro categorias básicas. O tremor de repouso é o característico da doença de Parkinson. Em geral, tem baixa frequência, mas a amplitude pode ser alta. É pior quando o paciente está parado e relaxado, e apresenta melhora quando o indivíduo utiliza o membro afetado.

O segundo tipo, tremor de ação, é o mais comum. Subdivide-se em tremor postural, quando o paciente apresenta o tremor ao assumir determinada postura (por exemplo, quando estende os braços), e tremor cinético, que ocorre durante determinado movimento (como tentar alcançar um copo).

O tremor essencial, citado anteriormente, possui origem genética e geralmente não apresenta outros sintomas neurológicos, apenas o próprio tremor. Pode iniciar em qualquer idade, e é possível que os movimentos apareçam com intensidade em apenas um dos lados do corpo. Já o tremor distal é proeminente nas mãos e mais intenso ao esticar os braços, diferentemente do Parkinson, cujo tremor, na grande maioria dos casos, ocorre com o membro em repouso.

Para casos de tremores não relacionados à doença de Parkinson, existem inúmeras possibilidades de tratamento, principalmente com a ingestão de medicamentos de uso contínuo. Por isso é importante se consultar com médicos regularmente, já que possibilita diagnósticos prematuros e prolonga a qualidade de vida.

Métodos de imagem

Exames de medicina nuclear, como PET e SPECT, podem ser úteis para complementar o diagnóstico da doença de Parkinson. Por meio de doses mínimas de radiação, é possível visualizar alterações funcionais no organismo e entender processos fisiopatológicos e neuroquímicos do cérebro, o que possibilita a identificação de transtornos.

Estágios

Em 1967, Margaret Hoehn e Melvin Yahr desenvolveram e publicaram uma escala para determinar o estágio em que se encontram os portadores de Parkinson e complementar o diagnóstico. Classificada em cinco níveis, baseia-se nos sintomas motores da doença de Parkinson para a identificação da patologia. Já os sintomas não motores são avaliados pela Escala Unificada de Avaliação da doença de Parkinson (UPDRS, na sigla em inglês).

No primeiro estágio da escala Hoehn & Yahr, os tremores costumam aparecer em apenas um lado do corpo e acabam passando despercebidos, já que não comprometem a realização das atividades cotidianas. Normalmente, quem percebe as mudanças são os familiares ou as pessoas próximas, pois notam diferenças no jeito de andar e nas expressões faciais. No segundo estágio, os tremores e a rigidez muscular começam a ser observados em ambos os lados do corpo. Os passos se tornam curtos, o tom de voz diminui, a fala começa a ficar embaralhada e o paciente passa a demorar mais para realizar tarefas que antes concluía com rapidez.

O Parkinson fica mais evidente no terceiro estágio, pois a pessoa perde o equilíbrio em pé ou ao caminhar. Podem ocorrer quedas frequentes, e atividades diárias passam a requerer o auxílio de parentes ou cuidadores. Na fase seguinte, os sintomas incapacitam o indivíduo, que perde sua autonomia quase por completo. Há a necessidade de cuidadores e responsáveis por perto por longos períodos.

No quinto estágio, a pessoa é incapaz de caminhar por conta do grau de rigidez nas pernas. Faz-se necessário o uso de cadeira de rodas e acompanhamento em todos os momentos do dia.

Na maioria dos casos desse nível, muitos sofrem com alucinações e efeitos colaterais dos medicamentos de uso contínuo.

Mas é importante se atentar: a evolução de um estágio a outro pode demorar anos ou meses, isso depende do progresso de cada paciente. Atualmente, não existem métodos de previsão para avaliar como a doença vai se desenvolver. Em algumas pessoas, pode progredir rápido, debilitando completamente as habilidades motoras dentro de dez anos, ou então estender-se por mais tempo.

A UPDRS, no entanto, avalia, além da escala Hoehn & Yahr, aspectos não motores do dia a dia. No teste, há uma parte a ser preenchida pelo avaliador e outra pelo paciente ou cuidador. As questões diferenciadas envolvem temas como ansiedade, apatia, problemas com sono, dores, cansaço e a capacidade de realizar tarefas diárias. Para as respostas, é possível selecionar os níveis em escala crescente: normal, discreto, ligeiro, moderado e grave. Assim, chega-se ao grau de comprometimento do paciente.

Exoma

Um outro conhecido método para a descoberta do Parkinson com antecedência é o exame genético. O DNA humano carrega todas as informações que permitem que o corpo funcione de maneira correta. Dentro de cada DNA, há aproximadamente 20 mil genes, compostos por éxons e íntrons. Exoma é o nome dado ao conjunto de éxons, sequências de DNA responsáveis por sintetizar proteínas que formam e caracterizam o organismo, bem como transmitir os dados para a próxima geração quando há reprodução.

O sequenciamento de exoma é uma das maneiras atuais de identificar doenças genéticas quando se trata de patologias com difícil diagnóstico clínico, haja vista que a maioria das alterações acontecem nos éxons.

Apesar de ser de alto custo, a vantagem desse teste é o resultado preciso e completo, e a possibilidade de ser revisto caso sejam descobertos novos tratamentos. Com ele, é possível identificar se há alguma predisposição genética para o desenvolvimento de certas patologias, como é o caso de distrofias musculares, cânceres, imunodeficiências primárias, doenças mitocondriais e o Parkinson.

Os casos de início precoce da doença de Parkinson, que afetam cerca de 2% a 10% dos portadores, podem estar associados às formas raras hereditárias dominantes da patologia, causadas por mutações em três principais genes. Sendo assim, o sequenciamento do exoma ajudaria a diferenciar o diagnóstico de outras síndromes, de doenças raras e do próprio tipo atípico do Parkinson.

Em adultos, o teste é feito a partir da coleta de uma pequena amostra de sangue, que passa por processos de purificação e é processada em sequenciadores. Todos os fragmentos de

DNA são alinhados, os dados são organizados e as variações genéticas são avaliadas por uma equipe multidisciplinar experiente, composta por geneticistas, biólogos, biomédicos e bioinformatas (especialistas em aplicação das técnicas de informática nas áreas de biologia).

No entanto, o método não descarta o diagnóstico clínico e a aplicação das escalas para identificação do comprometimento motor e não motor do portador de Parkinson. É a partir dessa avaliação que o paciente será encaminhado para o tratamento adequado, incluindo práticas como a fisioterapia e o uso de medicamentos com o intuito de conter o avanço da doença ou garantir o bem-estar do indivíduo.

3

POSSÍVEIS CONSEQUÊNCIAS

A comorbidade pode ser definida como a existência simultânea de duas ou mais doenças em um mesmo organismo. Nesses casos, uma doença é capaz de potencializar a outra, agravando o quadro clínico e dificultando o diagnóstico correto.

Nas últimas décadas, um amplo espectro de comorbidades foi associado ao Parkinson. Entre os exemplos, estão o diabetes tipo 2, a depressão, os distúrbios do sono, a anemia e até mesmo a hipertensão. Um estudo de 2017, publicado no jornal *Frontiers in Aging Neuroscience* e realizado pelo Departamento de Farmacologia Celular e Molecular da Universidade de Medicina e Ciência Rosalind Franklin, nos Estados Unidos, mostrou que algumas comorbidades podem aumentar o risco de Parkinson e precedem o surgimento dos sintomas motores, tradicionalmente observados nos pacientes. Contudo, atualmente, os cientistas sabem muito pouco sobre os mecanismos biológicos que permitem que essas patologias associadas interfiram na patogênese e na evolução da doença de Parkinson. Por enquanto, eles apenas se debruçam nas hipóteses sobre possíveis causas.

Cotidiano

A maioria das doenças neurológicas se manifesta de maneiras diferentes em cada paciente. O avanço pode ser mais rápido para uns e mais lento para outros. Alguns sintomas podem aparecer, outros não. No caso do Parkinson, a personalidade do portador pode sofrer alterações, e isso é capaz de torná-lo mais dependente, temeroso, indeciso e passivo ao cumprir as tarefas cotidianas.

A depressão é comum nesse quadro clínico, além de alguns portadores manifestarem nervosismo, ansiedade ou outro distúrbio psiquiátrico. A dificuldade de lidar com uma doença crônica e os tremores fazem com que o indivíduo fique mais irritado e ansioso, querendo controlar os impulsos involuntários. Além disso, segundo um estudo apresentado na 59ª Reunião Anual da Academia Norte-Americana de Neurologia, a depressão pode ser um sintoma inicial do Parkinson.

Outra relação com o problema emocional é a evolução da doença, que pode fazer com que o paciente frequente menos locais públicos e tenha menos contato com outras pessoas. Assim, o auxílio de um psicólogo ou psiquiatra é fundamental. Terapias podem ajudar a lidar melhor com as mudanças causadas pela doença, e podem ser necessários, ainda, tratamentos medicamentosos para atenuar os sintomas da depressão.

Estudos internacionais já demonstraram que pacientes com a doença de Parkinson sofrem mais frequentemente com sintomas da depressão do que outros diagnosticados com patologias que possuem sinais motores semelhantes. Para muitos pesquisadores, a hipótese mais confiável é de que a depressão é uma resposta a limitações e deficiências provocadas pelo Parkinson. No entanto, não explica os casos em que a depressão antecede a doença de Parkinson.

Na hora de dormir

Distúrbios do sono são recorrentes em quase 80% dos pacientes com Parkinson, e os mais comuns são síndrome das pernas inquietas, síndrome do atraso das fases do sono, apneia central do sono e insônia psicofisiológica. Os sintomas mais frequentes são incapacidade de iniciar e manter o sono, dificuldade para encontrar uma posição confortável durante a noite, movimentações bruscas e agitação. Por causa das noites maldormidas, também é recorrente a sonolência durante o dia.

Por isso, além do acompanhamento profissional, há a indicação de manter a higiene do sono, como educar-se para deitar sempre no mesmo horário, manter o quarto limpo e confortável, não se alimentar demasiadamente antes de dormir, ingerir alimentos leves na última refeição, evitar estimulantes (chá-mate, chocolate, refrigerantes etc.) e não utilizar aparelhos eletrônicos com luz intensa, pois inibem a liberação de melatonina, o hormônio do sono. Mas esse não é o único incômodo dos portadores de Parkinson.

Alterações gastrointestinais

É comum que indivíduos que sofrem com patologias do sistema nervoso central ou que tenham lesões neurológicas apresentem perda de controle intestinal ou constipação grave. Para essas pessoas, é muito mais difícil esvaziar o intestino, o que pode provocar angústia e ansiedade. Até o momento, não existe uma forma de sanar o problema, mas medidas paliativas podem ajudar. É o caso da ingestão de líquidos, dieta equilibrada e uso de laxantes orais ou supositórios, além de massagem abdominal.

Muitos pacientes também relatam disfagia, que é a dificuldade para engolir alimentos, pois apresentam defeito na movimentação da língua, perdem a coordenação com o tempo ou apresentam um mau funcionamento do esôfago. No caso da constipação, os motivos podem ser o uso de anticolinérgicos (medicamentos que agem nos neurotransmissores) ou da levodopa, principal medicamento para o tratamento das síndromes parkinsonianas.

No entanto, o número de estudos relacionados ao tema ainda permanece irrisório comparado com outros assuntos. Por isso, os tratamentos para as disfunções gastrointestinais ainda são baseados na tentativa e no erro.

Assim, os pacientes experimentam alguns medicamentos e métodos na tentativa de solucionar o problema e avaliam o que se adequa melhor à própria realidade.

Diabetes

O tipo de diabetes mais comum é o 2, caracterizado pela disfunção das células beta no pâncreas, o que leva à resistência à insulina e aos altos níveis de glicose no sangue. Diversos estudos têm identificado uma possível conexão entre o Parkinson e o diabetes. Pesquisas mostraram que a doença está associada a um aumento de 38% do risco de doença de Parkinson. Porém, por enquanto, o mecanismo de "comunicação" entre as duas patologias permanece desconhecido, apesar de muitas hipóteses terem sido desenvolvidas.

Sabe-se que a predisposição genética, os hábitos alimentares e a exposição a fatores ambientais tóxicos podem dar origem a ambas as doenças. Contudo, como dito anteriormente, é preciso estudar a relação de causa e efeito do processo neurodegenerativo. Mas a boa notícia é: de acordo com pesquisas recentes, substâncias utilizadas para tratar diabéticos mostraram efeitos clínicos promissores nos sintomas motores de pacientes com a doença de Parkinson.

Demência

É comum que as pessoas que sofrem de Parkinson desenvolvam outros males com o passar dos anos e a evolução no grau da doença. Entretanto, diferente do que muitos leigos possam imaginar, não são todos os portadores que sofrem algum tipo de desatino. Pessoas que possuem esse problema crônico e degenerativo têm de 26% a 44% de chance de desenvolver demência.

Pode haver também o aparecimento de alucinações e delírios, conhecida como psicose da doença de Parkinson. Acredita-se que determinadas substâncias e receptores do cérebro (como a dopamina e a serotonina) contribuam para tal efeito. Pesquisadores também associam o uso de medicamentos e a progressão natural da patologia às alucinações e aos delírios.

Além da perda de memória, a demência apresenta-se na mudança de comportamento e dificuldade de linguagem, semelhante aos sintomas do Alzheimer, porém com intensidade menor. Quanto à fala, os aspectos de articulação, fonação e ressonância também podem ser prejudicados, gerando um quadro conhecido como disartria hipocinética. Cerca de 90% dos indivíduos com Parkinson apresentam essa complicação, o que dificulta a comunicação com cuidadores e pessoas próximas e impacta o aspecto emocional do indivíduo.

Mudanças sensoriais

Além do comprometimento motor, os portadores podem apresentar disfunções sensoriais no olfato, sensibilidade visual ao contraste, problemas na percepção de cores e na localização espacial, mudanças na capacidade de observar contornos e diminuição do piscar de olhos.

O problema com os odores, ao diferenciar e identificar cheiros, é uma das consequências mais observadas, ocorrendo em 70 a 90% dos casos. Além disso, esse é um dos sinais que precedem o diagnóstico da doença de Parkinson. Estudos estimam que entre a descoberta das dificuldades olfativas e o início dos sintomas motores há uma lacuna inferior a sete anos. A razão para isso é que o Parkinson pode provocar alterações em outros neurônios, relacionados ao funcionamento do olfato.

Outro estudo, publicado em 2017 na revista científica *Radiology*, descobriu que alguns sinais da doença de Parkinson podem ser identificados com antecedência por meio da análise de alterações na visão dos portadores.

Para se ter uma ideia, 40 pacientes foram avaliados por meio de ressonâncias magnéticas e exames visuais, sendo 20 com Parkinson e sem tratamento, e o restante, saudáveis. Aqueles que tinham a patologia apresentaram alterações na radiação óptica, redução da substância branca no cérebro e do quiasma óptico (estrutura em formato de "X" constituída pelo encontro de dois nervos ópticos).

Anemia

Além dos problemas motores e cognitivos, portadores de Parkinson podem apresentar mudanças no transporte de oxigênio entre as células. A anemia, como é chamada, ocorre quando o nível de hemoglobina no sangue está abaixo do normal. Quando há falta de glóbulos vermelhos ou a presença de um grande número dessas células em estado disfuncional, o organismo não carrega a hemoglobina (que contém oxigênio) da forma ideal, provocando sintomas como fadiga, falta de ar, tonturas, entre outros. A forma mais comum de anemia é a provocada pela ausência de ferro, substância utilizada na produção dos glóbulos vermelhos e no transporte do oxigênio por todo o organismo.

Recentemente, um estudo associou ambas as doenças, sugerindo que pacientes poderiam desenvolver a patologia neurológica quatro ou mais anos após o diagnóstico inicial de anemia. Nessa pesquisa, pacientes com deficiência de ferro exibiram um risco maior de Parkinson independentemente da suplementação da substância.

Além disso, pacientes em estágio avançado de doença de Parkinson apresentam, com frequência, baixos níveis de ferro, ferritina e capacidade de ligação ao ferro. Ademais, o tratamento com eritropoietina (hormônio que promove a formação de glóbulos vermelhos) provocou efeitos neuroprotetores em modelos pré-clínicos do Parkinson, mas apenas para sintomas não motores. No entanto, para comprovar a eficácia da droga, é preciso avaliar as propriedades da substância com mais cautela e analisar seus efeitos colaterais.

Devido a todas essas complicações, que surgem em diferentes áreas do organismo, a atuação de uma equipe multidisciplinar se faz necessária. Em outras palavras, o paciente precisa contar com diversos especialistas, como neurologistas, fisioterapeutas, fonoaudiólogos, psicólogos, nutricionistas e, muitas vezes, terapeutas ocupacionais e psiquiatras.

4

O QUE EXISTE DE TRATAMENTO?

A cura para o Parkinson ainda não foi encontrada, contudo existem boas notícias: é possível tratar os sintomas com medicamentos e por meio de técnicas específicas. Pesquisadores e especialistas trabalham constantemente para descobrir formas de manter a qualidade de vida dos pacientes. Nesse sentido, alguns remédios são capazes de amenizar os sinais da doença, priorizando o bem-estar geral.

No Brasil, os principais medicamentos para tratar essa patologia são distribuídos gratuitamente pelo Sistema Único de Saúde (SUS) ou são vendidos com desconto pelo programa Farmácia Popular. Um dos mais comuns que ajudam no controle do problema é a levodopa, que faz parte do grupo de fármacos dopaminérgicos, isto é, que têm ação semelhante à dopamina, um neurotransmissor.

O paciente ingere pequenas doses diárias, várias vezes ao dia, pois a ação do medicamento é curta, com duração de, no máximo, quatro horas. As doses servem para dar conforto ao portador, ou seja, os sintomas melhoram temporariamente e, conforme a doença progride, elas podem ser aumentadas.

Esse medicamento foi incluído no mercado cerca de meio século atrás, após o cientista George Cotzias, em 1967, desenvolver uma dose alta de levodopa para ingestão oral — ela já havia sido isolada a partir de sementes de *Vicia faba* em 1913. No entanto, seu estudo só foi possível porque o farmacologista sueco Arvid Carlsson demonstrou que a dopamina era um neurotransmissor e desenvolveu um método para medir a sua quantidade nos tecidos cerebrais anos antes. Com isso, descobriu-se que os gânglios basais, área importante para os movimentos, apresentam níveis altos de dopamina.

Carlsson, então, testou a queda de dopamina em animais e descobriu a perda do controle motor, com efeitos similares aos sintomas de portadores de Parkinson. Ao administrar a levodopa, que posteriormente seria convertida em dopamina no sistema nervoso central e no periférico, observou uma redução da rigidez muscular e da bradicinesia (lentidão na execução de movimentos).

Entretanto, é sempre bom lembrar de que a levodopa pode causar efeitos adversos em curto prazo, como os de origem gastrointestinais e, em longo prazo, as chamadas flutuações motoras, quando o remédio começa a perder o seu efeito antes da dose seguinte. Por isso, o médico deve avaliar os pacientes de maneira individualizada, indicando a melhor substância e a dosagem para cada um.

Outros elementos

Além desse tipo de remédio, também existem outras classes de fármacos disponíveis para o tratamento do Parkinson. Por exemplo, os antagonistas dopaminérgicos são capazes de aumentar o efeito da dopamina produzida pelo cérebro. Dessa forma, o tratamento principal para a doença de Parkinson é tentar aumentar os níveis do neurotransmissor no órgão, seja administrando a substância via oral ou fazendo com que o cérebro aproveite melhor a dopamina que já existe — por meio de agentes conhecidos como agonistas dopaminérgicos, como o pramipexol. Já os anticolinérgicos são capazes de relaxar os músculos lisos e são usados, inicialmente, para tratar o tremor, um dos sintomas clássicos da doença.

Alguns medicamentos não podem ser usados em conjunto com outros, e é exatamente por isso que existe a importância de seguir as orientações de um profissional qualificado. Além disso, medicamentos que tratam a doença, se somados com os usados para combater a depressão, podem piorar transtornos do sono, por exemplo.

Métodos alternativos

Embora o tratamento convencional indicado pelo médico especialista seja primordial para garantir qualidade de vida e bem-estar aos pacientes, existe uma outra maneira de amenizar algumas de suas consequências: a prática de terapias alternativas. Elas são capazes de otimizar a ação dos medicamentos e ainda atrasam os sintomas mais incapacitantes. Por isso, cada vez mais, essas técnicas começam a ser integradas em hospitais e nos programas tradicionais de tratamento.

Em um estudo realizado com mais de 200 pessoas diagnosticadas com Parkinson, 40% utilizavam, no mínimo, um tipo de terapia alternativa. Publicada em uma edição do periódico *Neurology*, a pesquisa contou com a participação de 201 pacientes, que foram entrevistados sobre o uso de tratamentos alternativos. Daqueles que optaram pelas técnicas diferentes das convencionais, 26% indicaram o uso de duas delas, 33% o de mais de duas, e 12%, de cinco ou mais terapias.

Um desses novos métodos é a utilização do videogame. Alguns idosos participaram de um estudo feito pela Faculdade de Medicina de Jundiaí (SP), o qual usava o videogame para estimular os movimentos dos pacientes. E o resultado foi surpreendente: houve melhoras no equilíbrio e na coordenação motora dos voluntários.

Os pacientes aprenderam a dominar a atividade que antes era vista como muito complicada. Eles também conquistaram o aumento da confiança e da autoestima. Com o resultado satisfatório da pesquisa para o Parkinson, os profissionais avançam em uma nova etapa do estudo, utilizando o videogame para tratar pessoas com Alzheimer.

Além de lidar com os sintomas clássicos da doença de Parkinson, as terapias alternativas podem auxiliar na inibição das comorbidades ou no alívio de seus traços clínicos. O yoga, por exemplo, pode ser um grande aliado na prevenção de quadros de depressão, bem como no aumento da concentração e diminuição da ansiedade. O pilates, por sua vez, ajuda a aperfeiçoar a respiração e melhora a capacidade de alongamento dos músculos. Na mesma linha, há a fisioterapia, que pode tornar os movimentos mais ágeis e menos complexos, beneficiando a caminhada e a realização de tarefas cotidianas. Nesse caso, o apoio de um profissional que consiga melhorar a coordenação motora do paciente também é indispensável.

Outro caminho é a meditação, um dos métodos mais eficazes e recomendados para induzir o relaxamento. O exercício requer um grande auxílio da respiração, que deve ser calma e controlada. Nem sempre é possível deixar a mente completamente vazia, porém, com treino, logo a prática se torna cada vez mais eficaz.

A psicoterapia, por sua vez, pode ser uma saída para melhorar desconfortos do estágio inicial da doença. A vertente se baseia em técnicas aplicadas por um psicólogo para tratar problemas emocionais enfrentados pelo paciente. A psicoterapia não funciona como tratamento específico das queixas cognitivas, mas pode auxiliar nos sintomas psíquicos relacionados.

É fato que a ajuda extra é sempre bem-vinda, e deverá ser buscada sempre que os sinais mais clássicos da doença começarem a interferir na vida da pessoa, independentemente da idade. Treinamentos e exercícios alternativos nem sempre funcionam da mesma forma para todo mundo, e a orientação profissional pode ser necessária para o desenvolvimento de estratégias compensatórias para as dificuldades específicas.

A melhor forma de preservar o bem-estar é, primeiramente, procurar manter hábitos de vida saudáveis e deixar a mente sempre funcionando. Contudo, vale ressaltar que as terapias alternativas devem ser administradas juntamente com o tratamento convencional, como complemento.

Casos cirúrgicos

Ainda considerada recente, a cirurgia que ameniza os sintomas do Parkinson vem sendo estudada para se tornar cada vez menos invasiva. A terapia é chamada de Estimulação Cerebral Profunda (ou DBS, na sigla em inglês). Entre 10% e 15% dos pacientes possuem indicação clínica para a cirurgia e, para que sejam submetidos ao procedimento, os neurologistas avaliam alguns fatores, como idade, ausência de demência, mínimo de cinco anos com diagnóstico da doença e nível de incômodos.

Na DBS, implanta-se cirurgicamente um eletrodo no cérebro, mais precisamente na parte chamada de núcleo subtalâmico ou no globo pálido, duas áreas afetadas pela doença de Parkinson. De uma forma resumida, a estimulação elétrica por esse eletrodo implantado suprime de forma reversível (uma vez que a estimulação pode ser desligada, se necessário) as funções dessas estruturas e, assim, melhora os sintomas da doença. O eletrodo é conectado a uma espécie de marcapasso, que emite os impulsos elétricos e permite a regulagem dos estímulos. A maior vantagem é que a cirurgia não lesiona o cérebro.

Atualmente, a cirurgia é indicada em casos de Parkinson com questões motoras complexas, com flutuações motoras e discinesias (movimentos involuntários complexos) não manejáveis com o tratamento farmacológico. Ou seja, o paciente só será submetido à DBS depois de já ter usado as medicações. A cirurgia melhora principalmente a marcha e o equilíbrio dos pacientes que, em determinada fase da doença, passam a dar passos pequenos. Por outro lado, como efeito colateral, pode ocorrer piora da fala e confusão.

Desde 2016, uma nova técnica vem sendo utilizada no Hospital Sírio-Libanês para reduzir o tempo de cirurgia. Isso porque a técnica, desenvolvida por neurocirurgiões da instituição, em parceria com o Instituto de Psiquiatria do Hospital das Clínicas da Universidade de São Paulo (USP), permite operar os dois lados do cérebro ao mesmo tempo. Dois orifícios, um em cada lado, são feitos para a implantação dos eletrodos, e a localização é determinada por exames de imagens. Após inseridos, os eletrodos são ligados ao marcapasso, preso sob a pele na região da clavícula e alimentado por uma bateria.

Embora ainda não seja o tratamento de primeira escolha, as cirurgias são uma inovação importante. A evolução dos dispositivos utilizados com a nanotecnologia (miniaturização dos componentes eletrônicos) pode ser bastante promissora, permitindo que dispositivos ajam em áreas ainda menores e mais específicas, e mudem o estímulo de acordo com as demandas fisiológicas, como já ocorre em alguns marca-passos cardíacos.

É importante destacar ainda que se trata de um procedimento cirúrgico, portanto não está livre de complicações, tanto anestésicas quanto de neurocirurgias em geral, como hemorragia intracraniana, colocação imperfeita do aparelho e infecções. É importante saber, também, que a cirurgia não promove a remissão ou a cura da doença, apenas controla alguns sintomas em casos específicos.

Canabidiol

No ano de 2017, a Agência Nacional de Vigilância Sanitária (Anvisa) aprovou o registro do primeiro medicamento no Brasil composto por princípios ativos da planta *Cannabis sativa*, a maconha. O medicamento, chamado Mevatyl, trouxe em sua composição as substâncias tetrahidrocanabinol (THC) e canabidiol (CBD) com a finalidade de tratar a rigidez excessiva dos músculos nos quadros de esclerose múltipla. Porém, entre as substâncias, o canabidiol tem sido objeto de estudo de muitas pesquisas que o associam ao tratamento da doença de Parkinson.

Nas pesquisas brasileiras, um estudo da Faculdade de Medicina de Ribeirão Preto identificou a melhora dos pacientes com Parkinson a partir do uso canabidiol, acompanhada da ausência de efeitos colaterais. A pesquisa contou com 21 pacientes diagnosticados com a doença de Parkinson, mas que não apresentavam demência nem outras implicações psiquiátricas.

As pessoas foram divididas em três grupos: o primeiro recebeu cápsulas com placebo, o segundo cápsulas com dose de 75 mg/dia de canabidiol dissolvido em óleo de milho, e o terceiro grupo, uma dose de 300 mg/dia de canabidiol também dissolvido no mesmo óleo. Segundo informações do portal online da Universidade de São Paulo, os resultados foram positivos em relação aos movimentos motores e também não motores dos pacientes. E a novidade é que os efeitos colaterais, tão comuns durante o tratamento medicamentoso do Parkinson, foram praticamente inexistentes. No ano de 2014, os resultados dessa pesquisa foram publicados no *Journal of Psychopharmacology*, da Associação Britânica de Psicofarmacologia.

Além de a Anvisa autorizar o registro nacional de medicamentos à base da planta *Cannabis sativa*, o órgão também é responsável por autorizar as empresas aptas a importar os medicamentos. Foi assim com a HempMeds® Brasil, subsidiária do grupo americano Medical Marijuana, Inc. e primeira empresa autorizada a importar um produto à base de canabidiol no país. Além disso, a organização tem apoiado pesquisas para verificar a influência do canabidiol no tratamento da doença de Parkinson, como é o caso do estudo clínico desenvolvido pela Universidade Luterana do Brasil, no Rio Grande do Sul.

Nesse estudo clínico, são usados dois tipos de produtos extraído da *Cannabis sativa*. O extrato *full spectrum* — um óleo completo rico em canabinoides e terpenos, porém com baixo níveis de tetrahidrocanabinol — e o óleo puro de canabidiol, com apenas um tipo de canabinoide, sem traços de THC.

O objetivo é entender de que forma outras substâncias e até mesmo o THC atuam no paciente com Parkinson. Segundo a empresa, entre os benefícios do uso do canabidiol estão a melhora no controle motor do paciente, nos tremores, na rigidez, bradicinesia, no sono e nas dores. Consequentemente, também há uma melhora no humor.

A Anvisa estabeleceu que os laboratórios de medicamentos podem registrar os produtos à base de THC e CBD desde que haja a concentração de, no máximo, 30 mg de tetrahidrocanabinol por mililitro e 30 mg de canabidiol por mililitro. Compostos que tiverem concentrações maiores permanecem proibidos no Brasil.

Para pessoas físicas que desejam importar medicamentos à base de canabidiol, a Anvisa também disponibiliza orientações a respeito do pedido. A primeira etapa requer a consulta neurológica e prescrição do medicamento juntamente com um laudo médico. A segunda é a etapa de cadastro do paciente no site da Anvisa, que inclui o preenchimento de uma Declaração de Responsabilidade. Na terceira fase, o órgão avalia o pedido e depois emite uma autorização de importação. Nas duas últimas etapas — já com a autorização —, o paciente pode comprar o medicamento para uso próprio. Não é permitido que o produto seja revendido, e a compra com a mesma receita por mais de uma vez deve obedecer à duração do tratamento prescrito pelo médico e à quantidade a ser importada.

Estudos promissores

A cada ano, novos estudos surgem para abrir perspectivas sobre o tratamento do Parkinson ou com o objetivo de garantir o bem-estar do paciente. Alguns deles envolvem até a alimentação, como é o caso de uma pesquisa realizada pela Universidade de Tel Aviv, em Israel. De acordo com o estudo, suplementos alimentares podem ser eficazes na luta contra a doença. Os pesquisadores comprovaram que a fosfatidilserina, produzida a partir de carne, ostras e soja, pode ajudar a melhorar o funcionamento de genes envolvidos em doenças cerebrais degenerativas. Nesse caso, o suplemento atrasaria a morte das células nervosas existentes, o que ocorre na doença de Parkinson.

Entre as descobertas recentes também está o tratamento com o antibiótico doxiciclina. O medicamento não é algo novo, mas tem sido estudado como conveniente ao Parkinson por agir reduzindo a toxicidade da proteína alfa-sinucleína, que agride as células do sistema nervoso central. Trata-se de um efeito anti-inflamatório e neuroprotetor que defende os neurônios responsáveis pela produção de dopamina. O estudo teve seus resultados publicado em 2017 na revista *Scientific Reports*, do grupo Nature, e contou com o apoio da Fundação de Amparo à Pesquisa do Estado de São Paulo (Fapesp).

Em junho de 2018, as comissões de Seguridade Social e Família (CSSF), e de Defesa dos Direitos das Pessoas com Deficiência (CPD) se reuniram em audiência pública, na Câmara dos Deputados, para tratar de assuntos pertinentes às pessoas com Parkinson. Entre os temas debatidos, os pesquisadores convidados salientaram que muitos medicamentos do mercado internacional permanecem barrados pela Anvisa.

Um dos casos é a rotigotina em adesivo, desenvolvida na Europa. No Brasil, há uma dificuldade para que permaneça aderida à pele por muito tempo, já que foi desenvolvida para outras condições de temperatura. A substância é responsável por estimular células e receptores cerebrais específicos, o que auxilia na redução dos sintomas da doença. No entanto, possui efeitos colaterais como sonolência, náusea e alergia no local da aplicação.

No SUS

Atualmente, para o tratamento do Parkinson, a rede pública de saúde oferece o procedimento de implante de eletrodo e de gerador de pulsos para estimulação cerebral. Segundo dados de 2017 do Ministério da Saúde, existem 27 instituições habilitadas para realizar a neurocirurgia. Além disso, o SUS oferta os seguintes medicamentos: Pramipexol, Amantadina, Bromocriptina, Entacapona, Selegilina, Tolcapona, Triexifenidil, Rasagilina e Clozapina. E, por meio do programa Farmácia Popular, há ainda três substâncias que podem ser adquiridas com desconto: levodopa, biperideno e carbidopa com levodopa.

5

ORIENTAÇÕES PROFISSIONAIS

Embora os principais sintomas do Parkinson não afetem o intelecto, a vida do paciente, inclusive a de sua família e amigos, sofre mudanças significativas. Portanto, alterações na estrutura da casa e na rotina de atividades surgem para garantir mais bem-estar e facilitar o dia a dia de todos.

Ao contrário de outras enfermidades que exigem a internação do paciente em hospitais ou clínicas, o Parkinson permite que o indivíduo continue vivendo em sua própria residência — acompanhado por cuidadores ou até mesmo sozinho, se a patologia ainda estiver no estágio inicial. Com o tratamento adequado, que abrange medicamentos, fisioterapia, fonoaudiologia e outras áreas médicas, é possível ser independente e manter a qualidade de vida por muitos anos.

Em busca de conforto

De forma simples, as principais mudanças que devem ser feitas na casa de um portador de Parkinson são as mesmas indicadas para um local no qual vive um idoso. Algumas necessitam de reformas na construção, como o piso antiderrapante e a instalação de corrimãos em banheiros e escadas. E há ainda estratégias que facilitam a realização de tarefas diárias como tomar banho, vestir-se ou cozinhar. Nesses casos, os responsáveis podem substituir botões, cadarços e outras abotoaduras por velcro e comprar calçados antiderrapantes. Na hora da alimentação, o uso de copos com alças, canudo e talheres com cabos longos ou mais grossos também auxilia na movimentação.

Em geral, pessoas que possuem a doença de Parkinson têm dificuldade para se movimentar na cama e mudar de posição durante a noite de sono. Por isso, muitas vezes, acordam com o corpo dolorido. O indicado, nessas situações, é que a cama seja ajustada às necessidades pessoais para garantir mais conforto e qualidade de sono. Colchões e travesseiros anatômicos podem ser de grande valia.

Contudo, mais do que adaptar a estrutura da residência ou a rotina do portador de Parkinson, é preciso praticar a aceitação e aprender a lidar com as emoções no dia a dia. Afinal, o diagnóstico também atinge pessoas próximas e, como a doença progride de maneiras diferentes para cada um, surgem inúmeras dúvidas.

Ambiente familiar

Em um primeiro momento, os familiares devem buscar informações sobre a doença, como as alterações que surgirão ao longo do tempo, e procurar ajuda profissional de médicos, psicólogos e de grupos de apoio, preparando-se para lidar com o portador da doença. Além disso, precisam aprender a lidar com a patologia.

Nos estágios inicial e moderado, a família deve simplificar a rotina diária, supervisionar e verificar quais atividades o paciente consegue cumprir e encorajá-lo, sempre estimulando o convívio familiar e social. Porém, cada paciente reage de uma forma diferente, e a família será afetada não só emocionalmente, mas também social e financeiramente. Em momentos de crise, a terapia familiar é imprescindível, pois permite reorganizar os vínculos e elaborar um plano de mudanças nas relações. Os grupos de apoio para familiares e pacientes também são importantes, pois têm o objetivo de troca de informações, recomendações e reflexões.

Há também a opção de contratar um profissional especializado para ajudar com as necessidades que a pessoa possa ter. Nesse caso, é necessário entender que o cuidador é muito mais do que um profissional, pois, além de cuidar das necessidades básicas, ele passa a ser um intermediário entre ele e o mundo.

O primordial é fazer uma escolha minuciosa. É fundamental conhecer os antecedentes, a formação e a experiência do profissional. Não se pode esquecer de que essa pessoa estará trabalhando dentro da residência e, por isso, deve-se ter muita atenção quanto às questões trabalhistas.

Aplicação no dia a dia

O responsável pelo portador de Parkinson, seguindo as orientações médicas especializadas, pode contribuir muito para a manutenção do bem-estar. E um dos meios de fazer isso é manter o indivíduo sempre em movimento.

Atualmente, existem diferentes formas de melhorar a saúde do paciente: trabalhar com métodos de massagem, fazer ginástica e conversar com frequência são alguns exemplos. É importante ressaltar que muitos perdem a rigidez dos músculos da face e também podem ter o volume da voz diminuído, fazendo com que algumas palavras se tornem difíceis de serem pronunciadas.

Atividades físicas regulares e leves — como a caminhada — também podem proporcionar grandes estímulos ao portador do distúrbio. Embora a locomoção possa ser uma das áreas afetadas pela doença, o importante é não deixar de exercitá-la, já que é uma atividade completa e funcional para a saúde. Além de fortalecer a musculatura e aumentar a flexibilidade, caminhar ainda traz um ganho progressivo de bem-estar.

Dançar, nos estágios iniciais da doença, é outro exercício benéfico para o corpo, indicado por vários especialistas. Estudos comprovaram que a dança ajuda na tonificação muscular e na melhoria da flexibilidade, espanta o estresse, beneficia o controle do colesterol e aperfeiçoa o condicionamento físico — além de se tratar de uma ótima maneira para estreitar relacionamentos, combater a depressão, promover a diversão e aumentar a autoestima.

Os alongamentos, por sua vez, contribuem para a redução da rigidez muscular e para a melhora da mobilidade, já que podem ajudar no controle de alterações posturais provocadas pelo Parkinson. Eles podem ser aprendidos com educadores físicos ou fisioterapeutas e, depois, feitos em casa. A massagem segue o mesmo princípio e pode ser feita nos membros inferiores, sendo indicada para aliviar problemas circulatórios.

Quanto à saúde mental do paciente, reviver prazeres esquecidos, passear com frequência, ler livros, rever velhos amigos e buscar novos hobbies são grandes avanços nessa área. Essas atitudes ajudam a melhorar os aspectos cognitivos do portador de Parkinson e podem promover pequenas alegrias no dia a dia.

De olho na alimentação

É de amplo conhecimento que o consumo de alimentos processados e embutidos — tais como linguiça, salsicha, apresuntado, refrigerante, suco de caixinha e temperos prontos — são prejudiciais à vida. Isso porque essas opções alimentícias têm em comum a presença de conservantes, aromatizantes e demais componentes artificiais que possuem o intuito de aumentar a durabilidade e melhorar o sabor dos ingredientes. Eles também são fonte de grande quantidade de açúcar, sal e gordura, o que pode provocar problemas cardiovasculares e gástricos.

Por conta disso, a alimentação natural é muito indicada por especialistas, principalmente os alimentos orgânicos (sem o uso de agrotóxicos). E no caso de portadores do Parkinson, não é diferente. Ingerir alimentos frescos e dar preferência a frutas, verduras e legumes são os segredos para hábitos alimentares saudáveis.

Entretanto, não são todas as opções que podem ser consumidas por quem sofre com a doença de Parkinson. Na fase mais avançada da doença, por exemplo, o paciente pode apresentar problemas para mastigar e deglutir, o que requer uma alimentação mais pastosa e o cuidado para evitar afogamentos. Em muitos casos, essa condição pode provocar redução de peso e de apetite.

Um problema ao qual os cuidadores e pacientes devem atentar é a constipação associada à doença de Parkinson. É importante evitar alimentos que favorecem a prisão de ventre, como açúcar e farinha refinada. Já os alimentos ricos em fibras, como folhas, frutas (laranja com bagaço, mamão, ameixa, abacaxi) e grãos integrais, ajudam no trânsito intestinal.

Beber bastante água, chás e sucos é indispensável, uma vez que, sem líquido, as fibras não funcionam da maneira correta. Pacientes portadores do Parkinson devem ingerir quantidades adequadas de água durante o dia, pois o líquido também facilita a deglutição.

Outro cuidado é em relação à levodopa, um dos medicamentos mais utilizados para o tratamento. Como efeito colateral, a substância pode provocar anorexia, náusea e vômitos. Além disso, existem certos hábitos alimentares que interferem em sua absorção pelo organismo, é o caso das proteínas e da vitamina B6.

Pesquisas nutricionais indicam que a levodopa, quando único remédio ingerido pelo paciente, precisa estar atrelada ao consumo de proteínas de alto valor biológico. Em contrapartida, nesses casos, alimentos e suplementos ricos em vitamina B6 devem ser evitados na dieta. O que ocorre é que a vitamina acelera a transformação do medicamento em dopamina antes deste atingir o cérebro, causando uma superprodução.

Alimentos como carne de porco, leite de origem animal, ovos, batata, aveia, banana, abacate, levedo de cerveja, cereais, sementes e nozes são ricos em B6, contudo, isso não quer dizer que devam ser excluídos totalmente da dieta. Ao contrário: é preciso consultar um nutricionista, que fará o cardápio baseado nos índices nutricionais de cada paciente e nas medicações que ele utiliza.

Segundo pesquisas recentes, a ingestão de pouca quantidade de proteína por pacientes que utilizam a levodopa pode provocar um aumento dos movimentos involuntários comuns da doença (discinesia). Por outro lado, consumir alimentos antioxidantes — por exemplo, nozes, castanha-do-pará, pistache, mirtilo, amora, espinafre e couve — pode reduzir o estresse oxidativo, uma das possíveis causas do Parkinson. É por conta disso que o acompanhamento nutricional e o equilíbrio entre as refeições se faz tão necessário.

Descobertas científicas

Em 2005, pesquisadores da Universidade Federal de São Paulo (Unifesp) descobriram que uma alimentação livre de carne e rica em vitamina B2 pode regredir alguns sintomas motores do Parkinson. Trinta e um portadores da doença participaram do estudo e, durante três meses, consumiram ou restringiram os alimentos indicados pela equipe científica. Como resultado, os cientistas observaram uma melhora significativa na função motora dos participantes com índices entre 44% a 70% de evolução.

As explicações para esses resultados ainda permanecem em discussão, mas uma das principais hipóteses é a de que a carne vermelha produza hemina, uma substância tóxica para células que produz radicais livres no organismo. Em tese, os radicais livres tendem a danificar as células saudáveis do corpo por meio da oxidação, mas existem enzimas protetoras que reparam os danos que eles podem provocar. É o caso da glutationa, a "mãe" de todos os antioxidantes. Porém, quando ela se esgota, só pode ser recuperada com a ingestão de vitamina B2. Ou seja, pesquisadores acreditam que os baixos níveis vitamínicos encontrados nesses pacientes sejam por conta dessa relação.

Outra descoberta científica recente tem relação com o uso de herbicidas. Em 2017, após nove anos de pesquisa, a Anvisa proibiu o uso do Paraquate, normalmente aplicado em infestações e como dessecante (para absorver água e outros fluidos) em culturas de soja, milho e algodão. A justificativa foi a de que trabalhadores que manipulam a substância, ao serem expostos, podem ter o risco de desenvolver Parkinson aumentado. Ao que as pesquisas indicam, o herbicida provoca a morte dos neurônios dopaminérgicos da substância negra devido ao estresse oxidativo que produz. Contudo, não existem evidências fortes de que o Paraquate deixe resíduos em culturas agrícolas em que foi aplicado.

Cuidados com a higiene

É comum que o portador de Parkinson deixe de se alimentar corretamente ou não consiga realizar a higiene diária de forma adequada. A privação das habilidades e as necessidades de cada pessoa se desenvolvem em ritmos diferentes. Por isso, é importante que o cuidador saiba identificar as necessidades de cada pessoa, adaptando-se às mudanças. Caso a pessoa não se sinta confiante para tomar banho sozinha, é possível ajudá-la, mesmo que seja com a colocação de um banquinho dentro do box do banheiro, para manter o equilíbrio ou cooperar com a limpeza.

Monte rotinas de higiene, de preferência, com horário fixo. Se o paciente recusar tomar banho naquele momento, aguarde e tente um pouco mais tarde. É ideal nunca deixar os portadores sozinhos no banheiro, bem como remover trancas e chaves das portas, para não correrem o risco de ficarem trancados no cômodo.

CONSULTORIAS

Adriana Serrano, *psicóloga;*

André Carvalho Felício, *neurologista;*

André Lima, *neurologista;*

Andréia Georges, *psicóloga do Espaço Georges, em Bauru (SP);*

Caito Junior, *educador físico;*

Caroline Heinz, *diretora de operações da HempMeds® Brasil;*

Cristiane Gussi, *médica da família;*

Daniel Campinho Schachter, *neurologista;*

Douglas Motta Calderoni, *médico psiquiatra;*

Eliana Novaes Procópio de Araújo, *psicóloga;*

Fuad Cury, *personal trainer;*

Fernanda de Campos Prudente Silva, *nutricionista;*

Flávio Sekeff Sallem, *neurologista;*

José Luiz Ranieri, *clínico geral;*

Juliana Silva Ramos, *terapeuta ocupacional;*

Julieta Mejia Guevara, *psiquiatra;*

Jury Ricardo Gomez Garcia, *neuropsicólogo;*

Leandro Teles, *neurologista;*

Letícia Guedes, *psicóloga;*

Márcia Mathias, *especializada em psicologia clínica;*

Marco Petti, *diretor médico da Teva Pharmaceuticals;*

Roberta Rodrigues Pinto, *neurologista;*

Salvador Hernandes, *instrutor de yoga e meditação;*

Sandra Mara de Castro, *psicóloga da Clínica Dr. Família;*

Shirley Lacerda, *psicólogo;*

Thiago Martinez, *educador físico;*

Vanderci Borges, *neurologista.*

FONTES

BARBOSA, Egberto R.; SALLEM, Flávio A. S. Doença de Parkinson. Revista neurociências, v. 13, n. 3, p. 158-165, 2005.

BERRIOS, German E. Introdução à "paralisia agitante", de James Parkinson (1817). Revista Latinoamericana de Psicopatologia Fundamental, v. 19, p. 114-121, 2016.

COCOLO, Ana C. Dieta livre de carne pode regredir Parkinson. Sítio Veg, 2020. Disponível em: https://vegetarianismo.com.br/pelo-social/artigos-de-jornais-e-revistas/dieta-livre-de-carne-e-rica-em-vitamina-b2-pode-regredir-parkinson/.

DE ARRUDA, Vinícius Pedrero; DE LIMA, Rejane. Exames complementares no diagnóstico da doença de Parkinson. Tekhne e Logos, v. 9, n. 1, p. 106-119, 2018.

FONOFF, Erich. Agrotóxico associado ao Parkinson é proibido no Brasil e Como reconhecer os estágios do Parkinson. Dr Erich Fonoff, 2017. Disponível em: https://www.erichfonoff.com.br/agrotoxico-associado-ao-parkinson-e-proibido/.

GOETZ, Christopher G. The history of Parkinson's disease: early clinical descriptions and neurological therapies. Cold Spring Harbor perspectives in medicine, v. 1, n. 1, 2011.

GRUPO FLEURY. Investigação de síndromes demenciais e parkinsonianas por Neurimagem. Fleury medicina e saúde, 2020. Disponível em: https://www.fleury.com.br/medico/artigos-cientificos/investigacao-de-sindromes-demenciais-e-parkinsonianas-por-neuroimagem/

MOREIRA, Camilla Silveira; CARDOSO MARTINS, Kamilly Farah; NERI, Vanderson Carvalho; ARAÚJO, Paulo Gustavo. DOENÇA DE PARKINSON: COMO DIAGNOSTICAR E TRATAR. Revista Científica da Faculdade de Medicina de Campos. Disponível em: https://revista.fmc.br/ojs/index.php/RCFMC/article/view/153. Acesso em: 23 abr. 2024.

NICARETTA, D. H.; PEREIRA, J. S.; PIMENTEL, M. L. V. Distúrbios autonômicos na doença de Parkinson. Revista da Associação Médica Brasileira, v. 44, p. 120-122, 1998.

OVALLATH, Sujith; SULTHANA, Bahiya. Levodopa: History and therapeutic applications. Annals of Indian Academy of Neurology, v. 20, n. 3, p. 185-189, 2017.

PARKINSON'S DISEASE SOCIETY. Drug-induced Parkinsonism. 2008.

RODRIGUES, M. A.; CECHELLA, M. A Alimentação na Doença de Parkinson. Disciplinarum Scientia | Saúde, [S. l.], v. 3, n. 1, p. 13–22, 2016. DOI: 10.37777/845. Disponível em: https://periodicos.ufn.edu.br/index.php/disciplinarumS/article/view/845. Acesso em: 23 abr. 2024.

SANTIAGO, Jose A.; BOTTERO, Virginie; POTASHKIN, Judith A. Biological and clinical implications of comorbidities in Parkinson's disease. Frontiers in aging neuroscience, v. 9, p. 394, 2017.

TOSTA, Elza D.; et al. Doença de Parkinson: Recomendações. Academia Brasileira de Neurologia. Editora Omnifarma, São Paulo, 1° edição, 2010.

Segunda edição (junho/2024)
Papel de miolo Luxcream 80g
Tipografia Alegreya sans, Bison e Visby
Gráfica Santa Marta